BEI GRIN MACHT SICH IHR WISSEN BEZAHLT

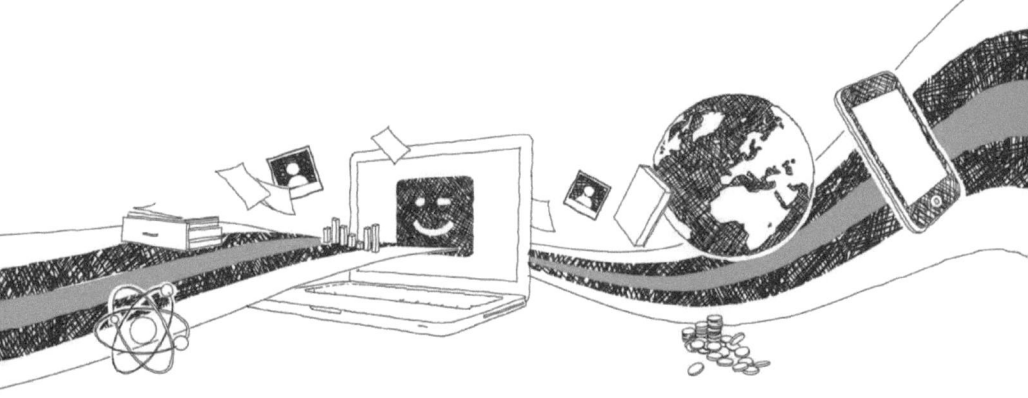

- Wir veröffentlichen Ihre Hausarbeit, Bachelor- und Masterarbeit

- Ihr eigenes eBook und Buch - weltweit in allen wichtigen Shops

- Verdienen Sie an jedem Verkauf

Jetzt bei www.GRIN.com hochladen und kostenlos publizieren

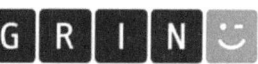

Renate Enderlin

Das Patientenverfügungsgesetz in Deutschland und Österreich

Juristische und philosophische Fragen im Rahmen der Medizinethik

GRIN Verlag

Bibliografische Information der Deutschen Nationalbibliothek:

Die Deutsche Bibliothek verzeichnet diese Publikation in der Deutschen National-
bibliografie; detaillierte bibliografische Daten sind im Internet über http://dnb.d-
nb.de/ abrufbar.

Impressum:

Copyright © 2011 GRIN Verlag GmbH
Druck und Bindung: Books on Demand GmbH, Norderstedt Germany
ISBN: 978-3-656-04739-1

Dieses Buch bei GRIN:

http://www.grin.com/de/e-book/181535/das-patientenverfuegungsgesetz-in-
deutschland-und-oesterreich

Universität Wien
Institut für Philosophie
Universitätsstraße 7, 1010 Wien

180030 SE Alter – Krankheit – Sterben.
Philosophisch-medizinische und ethische Probleme in der Geriatrie.

SS 2011

Das Patientenverfügungsgesetz in Deutschland und Österreich.

Juristische und philosophische Fragen im Rahmen der Medizinethik.

Renate Enderlin
Studienkennzahl: A296

Inhalt

1. Einleitung

Auch Nicht-Medizinern ist vermutlich aus irgendwelchen Arztserien bekannt, dass es Fälle gibt, in denen Ärzte[1] (mit der Intention zum Wohl des Patienten[2] zu handeln) eine Behandlung gegen den erklärten Willen eines einwilligungsfähigen Patienten durchsetzen. Hier wäre von paternalistischem Handeln zu sprechen oder davon, dass es dem Arzt unmöglich war, mit seinem Gewissen, das heißt, moralisch verantworten zu können, legal zu handeln. Der Arzt nimmt in diesem Fall in Kauf, dass er sich strafbar macht, weil ihm das Leben des Patienten einfach wichtiger ist als der Respekt vor dessen Willen, weil ihn sein Gewissen zur Entscheidung drängt, dem Patienten die Behandlung aufzuzwingen und dafür Verantwortung und Schuld zu übernehmen.

Es ist gut, dass es ein Gesetz gibt, das es Ärzten verbietet, ihre einwilligungsfähigen Patienten ohne deren Einwilligung zu behandeln. Es ist aber auch gut zu wissen, dass es Ärzte gibt, die nicht nur die gerade geltenden Gesetze mit 100%igen Gehorsam durchsetzen, sondern dort, wo sie ihr Gewissen drängt, den Mut dazu haben, gegen das Gesetz zu handeln, schuldig zu werden und dafür Verantwortung zu übernehmen. Wird ein solcher Fall zur Anzeige gebracht und der Arzt angeklagt, wird er seine Argumente vorbringen, seine moralische Entscheidung erklären müssen und das Gericht wird über die Konsequenzen entscheiden.

Damit ist vorweg geklärt, dass Ärzte legaler Weise nur mit Zustimmung einwilligungsfähiger Patienten eine Behandlung (Therapien, Eingriffe, etc.) durchführen können. Nun kann es sein, dass sie es moralisch zwar nicht verantworten können, den Willen des Patienten zu akzeptieren und sich mit bestem Wissen und Gewissen strafbar machen; es kann aber nicht sein, dass wenn ein (einwilligungsfähiger) Patient nicht in eine Behandlung einwilligt und ein Arzt in Folge diese tatsächlich unterlässt und der Patient deshalb verstirbt, der Arzt sich damit strafbar macht.

Was ist nun aber im Fall eines Patienten, der nicht mehr einwilligen oder nichts mehr verweigern kann? Hier muss der Arzt eine Entscheidung treffen, ohne durch das oben genannte Gesetz abgesichert zu sein, was dazu führen kann, dass – wenn sich der Arzt gegen die Behandlung (z.B. lebenserhaltende Maßnahmen) entscheidet – es die Angehörigen sind,

---

[1] Der grammatische männliche Plural wird in dieser Arbeit, wenn nicht anders vermerkt, so verwendet, dass er alle (sowohl männliche, weibliche, als auch trans- oder intersexuelle) Personen meint.

[2] Da es für meine Arbeit wirklich nicht entscheidend ist, ob es sich um Patienten oder Patientinnen, um Ärzte oder Ärztinnen handelt, und ich auch nicht von Ärzten und Schwestern rede (wie mancher Oberarzt, der das macht und sich der Problematik, die er damit für manche verlängert vielleicht gar nicht bewusst ist), werde ich wie bereits in Fußnote 1 vermerkt in dieser Arbeit nicht gendern.

welche den Arzt vor Gericht bringen könnten; und in diesem Fall wäre es für den Arzt hilfreich, er könnte auf eine Patientenverfügung verweisen, die sein Handeln nicht nur moralisch, sondern auch gesetzlich rechtfertigen würde. Die Patientenverfügung würde in diesem Fall eher dem Arzt dienen als dem Patienten, der sie errichtet hat.

Die Fortschritte im medizinischen Bereich haben uns in die Verlegenheit gebracht, dass wir da, wo wir am Ende eines Lebens früher ohne medizinisches Hightech einfach loslassen hätten müssen, heute nicht loslassen können.[3]

In dieser Seminararbeit werden nun juristische und ethische Fragen zur Patientenverfügung gestellt. Dabei sind meist auch medizinische Informationen und die notwendige interdisziplinäre Zusammenarbeit zu berücksichtigen. Die Philosophie kann bei dieser Zusammenarbeit ihre Aufgabe darin sehen, sprachkritisch mögliche Kommunikationsschwierigkeiten zu verhindern, um die Probleme rund um die als Kommunikationshilfe[4] gedachte Patientenverfügung zum Zweck von mehr Rechtssicherheit und Rechtsklarheit möglichst verständlich herauszuarbeiten. Sie wird Gesetzesentwürfe einer ethischen Reflexion unterziehen und darauf achten, dass sich durchsetzende Interessen und Ziele immer neu hinterfragt werden können. Die Philosophie steht m.E. im Idealfall nicht über oder neben anderen Wissenschaften (z.B. der Rechtswissenschaft), sondern bewegt sich innerhalb dieser. Verkürzt gesprochen: Der Politiker, der Jurist darf nicht aufhören philosophisch zu denken. Der Philosoph darf nicht aufhören, sein Denken anzuwenden. Nicht zuletzt stellt die Philosophie aber (vor allem zusammen mit Sozial- und Geschichtswissenschaft) auch jene Fragen, welche Medizin und Rechtswissenschaft nicht beantworten müssen, wie z.B.: Warum ist in den letzten Jahren eine Verschiebung von Beachtung der Arztexpertise zur Beachtung der Patientenautonomie[5] gesellschaftlich und in Folge juristisch überhaupt möglich geworden, warum gilt es nicht länger, das Wohl des

---

[3] Wer kann sich ernsthaft wünschen, am Ende des Lebens jahrelang bei künstlicher Ernährung und Beatmung bewusstlos im Bett liegend von Pflegern gewendet und gewickelt zu werden? Wenn sich Ärzte gegen den Wunsch der Angehörigen stellen, z.B. nach jahrelangem Einsatz von künstlicher Beatmung und künstlicher Ernährung bei Bewusstlosigkeit, die lebenserhaltenden Maßnahmen einzustellen, obwohl keine Chance auf Verbesserung des Zustandes oder Wiedererlangen des Bewusstseins besteht, kann es in diesem Fall hilfreich sein, eine Patientenverfügung erstellt zu haben. Doch in einem solchen Fall würde man annehmen, dass Ärzte ohnedies einer endlosen Behandlung nicht zustimmen, sondern das Sterben zulassen; in manchen Fällen sind es eher die Angehörigen, die darauf drängen, dass bis zuletzt alles versucht werden muss; umso schlimmer, wenn Geld dabei eine größere Rolle spielt, als das Leben oder Sterben eines Menschen.
[4] „Die Patientenverfügung als Kommunikationshilfe", Bachinger, in: Körtner, Kopetzki und Kletecka-Pulker, S. 99
[5] „Das Selbstbestimmungsrecht hat in Österreich sehr deutliche rechtliche Konturen, was sich unter anderem auch im Strafrecht ausdrückt." Gerald Bachinger in: Körtner, Kopetzki und Kletecka-Pulker, S. 97. Vgl § 110 StGB (Strafgesetzbuch).

Patienten über dessen Willen zu stellen, sondern *voluntas* vor *salus* zu respektieren und bewahren? Hat es in erster Linie zu tun mit dem Fortschritt der Medizin oder dem Pluralismus unserer Wertvorstellungen? Das sind vermutlich jene Fragen, die eher philosophisch-sozialwissenschaftlich zu beantwortet und juristisch oder medizinisch nicht mehr von großer Relevanz sind.

In meiner Arbeit möchte ich zunächst versuchen, Fragen zu beantworten, welche die aktuellen Gesetzesentwürfe betreffen. Im Folgenden soll auf das deutsche und österreichische Patientenverfügungsgesetz[6] (bezüglich Geltungsdauer, Reichweitenbegrenzung und Beratungspflicht) eingegangen werden. Welche Unterschiede bezüglich Patientenverfügungsgesetzes gibt es zwischen Deutschland und Österreich?[7] Welche Probleme können bei der Errichtung einer Patientenverfügung und welche bei deren Anwendung auftauchen? Die Möglichkeiten einer standardisierten Patientenverfügung[8] und die theologische Diskussionen zur Patientenverfügung werden dabei zu kurz kommen und auch die Entstehung des Gesetzes[9] in Deutschland und Österreich (und deren juristischen Wurzeln in den USA[10]) wird nicht im Detail referiert. Dafür wird es darum gehen, Voraussetzungen und einige offene Fragen zu aktuellen Gesetzesentwürfen zusammenzufassen.

2. Voraussetzungen

Grundsätzlich ist nochmals festzuhalten, dass jede medizinische Behandlung, jeder medizinische Eingriff einer ärztlichen Verordnung, das heißt, einer medizinischen Indikation und der Zustimmung des Patienten bedarf. Für die Problematik der Patientenverfügung sind nun jene Fälle relevant, in denen der Arzt eine Behandlung verordnet, der Patient aber seine Einwilligungsfähigkeit verloren hat. (Eine Patientenverfügung, die ihre Geltung verliert, wenn

---

[6] Vgl. Körtner, Ulrich, Christian Kopetzki und Maria Kletecka-Pulker (Hg.): Das österreichische Patientenverfügungsgesetz. Ethische und rechtliche Aspekte. Wien, New York 2007.
[7] Für einen internationalen Vergleich der Rechtslage bezüglich Patientenverfügung siehe Meran, S. 59-79.
[8] Vgl. Meran, Johannes G. u.a. (Hg.): Möglichkeiten einer standardisierten Patientenverfügung. Gutachten im Auftrag des Bundesministeriums der Gesundheit. Münster 2002.
[9] Eine Erläuterung zur Entstehung des Gesetzes in Deutschland findet sich in: Albrecht, S. 5-15. Während in Österreich die Debatte erst in den 90ern einsetzt (und ein Gesetz seit 2006 erstellt ist), wird in den USA spätestens seit Kutner 1969 diskutiert. (Vgl. Bernat, in: Körtner, Kopetzki und Kletecka-Pulker, S. 43-73.)
[10] Vgl. Albrecht, S. 5-15. Und vlg. Meran (Hg.), S. 59-79.

der Patient seine Einwilligungsfähigkeit verliert, wäre demnach sinnlos.[11]) Sinnvoll ist sie außerdem nur dort, wo es sich nicht um unmittelbar bevorstehende Maßnahmen handelt:

„Weder eine Patientenverfügung noch ein vom Vertreter übermittelter Behandlungswunsch sind erforderlich, wenn der Patient in eine ärztliche Maßnahme einwilligt oder sie ausdrücklich verweigert, die unmittelbar bevorsteht. Ein einwilligungsfähiger Patient, der sich für oder gegen eine bestimmte Untersuchung oder Behandlung entscheidet, die alsbald ausgeführt wird, muss diese Entscheidung weder in schriftlicher Form noch sonst als irgendwie geartete Patientenverfügung niederlegen. Sein aktuell geäußerter Wille bedarf keiner weiteren Form."[12]

Damit taucht die Frage auf, warum ein aktuelles Behandlungsveto keiner besonderen Form bedarf, ein antizipiertes Behandlungsveto aber nur dann (in Österreich) verbindlich sein soll, wenn eine bestimmte Form erfüllt ist.[13] Dass eine Patientenverfügung in Österreich nur dann als verbindlich gilt, wenn ein Notar (oder dessen Vertreter) und ein Arzt, der informiert und aufklärt, mit im Spiel sind, ist insofern problematisch, als ein einwilligungsfähiger Patient diese Formvorschriften nicht erfüllen muss, damit seine Entscheidung verbindlich gilt;[14] Welche Bedingungen der Gesetzgeber in Deutschland und Österreich gestellt hat, wird in Punkt 3 ausführlicher zu behandeln sein.

Rät der Arzt aufgrund seiner fachlichen Kompetenz ohnedies von weiteren Maßnahmen ab, (wird also keine Behandlung verordnet) bedarf es auch keiner Patientenverfügung; denn diese stellt kein Anspruchsrecht, sondern ein Ablehnungsrecht dar, durch das der Wunsch nach einer Maximaltherapie[15] zwar geäußert werden, eine Therapie aber nicht gegen eine medizinische Indikation eingefordert werden kann. Die Patientenverfügung darf nicht dazu führen, dass ein Arzt einen Patienten behandeln muss oder dass Angehörige einen Patienten zum Erstellen einer Verfügung zwingen, vielmehr soll sie vor allem die Entscheidung des Arztes, einen Patienten als austherapiert zu betrachten, legitimieren, denn nicht zuletzt ist es

---

[11] Es gibt aber auch dazu Literatur: Vgl. RV 1299 BlgNR 22. GP 10.
[12] Albrecht, S. 29.
[13] Vgl. Bernat, in: Körtner, Kopetzki und Kletecka-Pulker, S. 45-46.
[14] und ist auch insofern zu kritisieren, als kaum jemand eine Patientenverfügung tatsächlich errichtet, weil kaum jemand dem entsprechen kann, was der Gesetzgeber ausgetüftelt hat. (Vgl. Bernat, in: Körtner, Kopetzki und Kletecka-Pulker, S. 60.)
[15] Vgl. Albrecht, S. 61.

eine Form der Hyper-Medikalisierung des Sterbeprozesses, welche Patientenverfügungen sinnvoll und notwendig gemacht hat.

Patientenverfügungen sind also vorausblickende Willensäußerungen einer einwilligungsfähigen Person bezüglich ärztlicher Maßnahmen im Fall des Verlusts der Einwilligungsfähigkeit. Die Patientenverfügung ist aber nicht die einzig mögliche Form einer Vorausverfügung. Neben der Patientenverfügung gibt es auch die Möglichkeit eine Betreuungsverfügung oder eine Vorsorgevollmacht zu erstellen oder einen Behandlungswunsch zu äußern[16]. Während die Patientenverfügung eher eng definiert wird „als vorweggenommene Festlegung über die Einwilligung oder Nichteinwilligung in eine bestimmte medizinische Maßnahme", wird der Behandlungswunsch verstanden „als eine mehr oder weniger konkrete Äußerung des Patienten über die Einwilligung oder Verweigerung einer künftigen ärztlichen Maßnahme, die sowohl dem konkret geäußerten Willen, aber gegebenenfalls auch nur dem mutmaßlichen Willen des Patienten zu entsprechen hat."[17]

Zusammengefasst, heißt das, relevant wird eine im Voraus schriftlich erstellte Patientenverfügung dann, wenn der Patient in eine vom Arzt vorgeschlagene Maßnahme nicht mehr einwilligen kann[18], und entweder Ärzte, Angehörige oder Vertreter für den Patienten entscheiden müssen. Die fiktive Vorausentscheidung des Patienten kann ihnen ihre konkrete Entscheidung und Verantwortung dann vielleicht erleichtern, abnehmen kann sie ihnen diese natürlich nicht. Folgende Entscheidungsreihenfolge wird vorgeschlagen:

„1. Patient entscheidet sich selbst (erklärter Patientenwille)

3. Bevollmächtigter entscheidet in Vertretung kraft der erteilten Vollmacht in Orientierung am mutmaßlichen Willen

4. Betreuer entscheidet in Vertretung kraft des vom Vormundschaftsgericht erteilten Auftrages in Orientierung am mutmaßlichen Willen

5. Arzt entscheidet in Orientierung am mutmaßlichen Willen, wenn ein Bevollmächtigter oder Betreuer nicht ermittelt werden kann."[19]

---

[16] Vgl. Meran, S. 13-15. Vgl. Albrecht 15-16.
[17] Albrecht, S. 16.
[18] Nicht notwendig muss es sich dabei um einen irreversiblen Zustand handeln, in dem der nahe Tod absehbar ist. Dazu später in Punkt 2.2 zur unterschiedlichen Regelung der Reichweitenbegrenzung in Deutschland und Österreich.
[19] May, in: Körtner, Kopetzki und Kletecka-Pulker, S. 10.

3. Unterschiede zwischen Österreich und Deutschland

a. Zur Einwilligungsfähigkeit und Schriftlichkeit

Für die Gültigkeit einer verbindlichen Patientenverfügung wird in Österreich vorausgesetzt, dass wer eine Verfügung errichten will, zum Zeitpunkt der Errichtung einsichts- und urteilsfähig sein muss, nicht aber einer bestimmten Altersgrenze entsprechen muss.[20] Weiters muss die Verfügung höchstpersönlich erstellt werden und darf nicht von einem Dritten vorformuliert worden sein. Gültigkeit kann eine Verfügung nur dann für sich beanspruchen, wenn sie dem Arzt zugänglich gemacht wird[21]. Insofern handelt es sich (noch) um eine Bringschuld des Patienten und nicht um eine Holschuld des Arztes[22]; das könnte sich ändern, sobald Patientenverfügungen auf e-cards oder anderen Zentralregistern gespeichert werden und in Krankenhäusern abgerufen werden können, weil Schnittstellen errichtet und alle technischen Voraussetzungen erfüllt sind. Der Unterschied zwischen verbindlicher und beachtlicher Patientenverfügung ist wesentlich im österreichischen Gesetz von 2006 verankert. Verfügungen, die nicht allen Kriterien entsprechen, gelten also nicht verbindlich, sind aber dennoch beachtlich.[23] Auf die notwendigen Kriterien wie Geltungsdauer und Beratungspflicht einer verbindlichen Patientenverfügung in Österreich werde ich im Folgenden noch näher eingehen.

In Deutschland verlangt das Gesetz

„nicht, dass der Patient beim Abfassen der Patientenverfügung geschäftsfähig sein muss, wohl aber dass er volljährig ist. Warum diese zusätzliche Voraussetzung eingeführt wurde, bleibt dunkel. Insbesondere ist nicht erkennbar, warum ein Volljähriger, der z.B. aufgrund einer geistigen Krankheit, etwa einer Depression, zur Zeit nicht geschäftsfähig wohl aber einsichtsfähig ist, eine Patientenverfügung abfassen können soll, nicht aber ein 16-jähriger Leukämie-Patient, der nach mehreren Zyklen von Chemotherapie und Bestrahlung über sein Schicksal genau Bescheid weiß und keine weitere Behandlung mehr zulassen will. Diesem jungen Mann bleibt lediglich die Möglichkeit einen Behandlungswunsch nach §1901a Abs. 2 BGB zu

---

[20] „Siehe dazu ausführlich Fischer-Czermak, Einsichts- und Urteilsfähigkeit und Geschäftsfähigkeit, NZ 2004/83." (Fußnote 18 von Kletecka-Pulker, in: Körtner, Kopetzki und Kletecka-Pulker, S. 85)
[21] Vgl. Kletecka-Pulker, in: Körnter, Kopetzki und Kletecka-Pulker, S. 86-87.
[22] Es ist allerdings in § 10 Abs 1 Z7 KAKuG geregelt, dass Krankenhäuser dazu verpflichtet sind, „bei der Führung der Krankengeschichte Patientenverfügungen des Pfleglings zu dokumentieren." (Kletecka-Pulker, in: Körtner, Kopetzki und Kletecka-Pulker, S. 86.)
[23] Vgl. Bernat, in: Körtner, Kopetzki und Kletecka-Pulker, S. 43-74.

äußern und dem Vertreter genügend konkrete Anhaltspunkte an die Hand zu geben, dass dessen Entscheidung möglichst sicher in seinem Sinn ausfällt."[24] Während in den USA im Zusammenhang mit sogenannten „living wills" nicht nur ein schriftliches Dokument, sondern auch Notar und Zeugen notwendig sind[25], bedarf es in Deutschland nicht in jedem Fall eines Dritten. Nur wenn der Patient nicht mehr selbständig unterzeichnen kann, ist eine notarielle Bekundung notwendig.[26] Nicht berücksichtigt wurden in Deutschland jene Bedenken, „wonach die Unterschrift unter einen von einem Dritten vorformulierten Text keine wirksame Patientenverfügung sein könne."[27]

b. Beratungspflicht

In Zusammenhang damit ist auch die Möglichkeit einer Beratungspflicht hinzuweisen. Während in Österreich eine Patientenverfügung nur dann verbindlich gelten kann, wenn der Patient eine Beratung durch einen Arzt nachweisen kann, ist in Deutschland die Beratungspflicht keine notwendige Bedingung, damit eine Verfügung Gültigkeit erlangt.[28] Wie bereits darauf hingewiesen wurde, gibt es in Österreich die Unterscheidung zwischen einer verbindliche und einer beachtlichen Verfügung. Will der (künftige) Patient nun eine verbindliche Verfügung erstellen, muss er sich (laut §5 PatVG) schon vor der Erstellung von einem Arzt aufklären und „über Wesen und Folgen der Patientenverfügung für die medizinische Behandlung" informieren lassen.[29] Allerdings reicht es nicht, sich einmal von einem Arzt beraten zu lassen. Da in Österreich eine Patientenverfügung, soll sie verbindlich gelten, nur eine Geltungsdauer von fünf Jahren hat (worauf ich in Punkt c näher eingehen werde) muss sich der (künftige) Patient nach Fristablauf „von neuem nach §5 PatVG (ärztlich) und nach §6 PatVG (juristisch) beraten bzw. informieren lassen"[30]. Außerdem ist

---

[24] Albrecht, S. 54-55. Vgl. Fußnote 129 „Die Begründung des *Stünker*-Entwurfs gibt dazu (zur Begründung der Einführung der Volljährigkeitsklausel, Anm.RE) nichts her, BT-Drucks. 16/8442." Und Vgl. Fußnote 130 „Ebenso kritisch zum Erfordernis der Volljährigkeit *Müller*, NotBZ 2009, 289, 291 und Renner ZNotP 2009, 371, 377 mit weiteren Nachweisen."
[25] „Der Patient solle ein schriftliches Dokument aufsetzen, das Behandlungswünsche bzw. einen Behandlungsverzicht ausdrücklich beinhaltet. Dieses Dokument müsste sodann durch einen Notar beglaubigt werden. Ferner hätten zwei Zeugen zu bestätigen, dass der Verfasser der Urkunde in vollem Besitz seiner geistigen Kräfte war und aus freien Stücken, d.h. ohne Zwang handelte." Kutner „Due Process of Euthanasia. The Living Will, a Proposal" (1969), zitiert in: Meran, S. 63 und Albrecht, S. 57.
[26] Vgl. Albrecht, S. 57 und Fußnote 136 „Winkler, BerukG 2008, §25 Rz. 11.
[27] Albrecht, S. 56 und beachte Fußnote 132!
[28] Vgl. Albrecht, Fußnote 83: „Stünker-Entwurf, BT-Druck 16/8442, S. 14. Kritisch hierzu Höfling, NJW 2009, 2849, 2852.
[29] Vgl. Bernat, in: Körtner, Kopetzki und Kletecka-Pulker, S. 64.
[30] §5 PatVG zitiert nach Bernat, in: Körtner, Kopetzki und Kletecka-Pulker, S. 65.

der Arzt verpflichtet, den Menschen, die er aufklärt, Einsichts- und Urteilsfähigkeit zu bescheinigen.[31]

In Deutschland dagegen wird der Verzicht auf eine gesetzlich vorgeschriebene Beratungspflicht in Deutschland einerseits damit argumentiert, dass die Risiken einer Patientenverfügung, welche ohne medizinische Beratung erstellt wurde, nicht überschätzt werden dürfen, „da ohne eine solche ohnehin keine genügenden präzise Anweisung im Sinne des §1901a Abs. 1 BGB formuliert werden könne."[32] Andererseits wird argumentiert, die Wirksamkeit der Ablehnung eines medizinischen Eingriffs hänge „auch sonst nicht von einer ärztlichen Beratung und Aufklärung ab. Lediglich die Einwilligung in eine Vornahme einer ärztlichen Maßnahme bedürfe immer der ärztlichen Aufklärung, um wirksam zu sein;" aber auch hier habe der Patienten die Möglichkeit auf die Aufklärung ausdrücklich zu verzichten;"[33] Nun wurde befunden, dass diese beiden Regelungen auch im Fall einer Patientenverfügung zu gelten haben: „Soweit eine Patientenverfügung eine Einwilligung in eine ärztliche Maßnahme enthält, ist diese nur wirksam mit vorangegangener ärztlicher Aufklärung oder bei erklärtem Aufklärungsverzicht. Enthielte eine Patientenverfügung dagegen keinen ausdrücklich erklärten Verzicht auf eine ärztliche Aufklärung, sei in diesem Fällen nur als Indiz für den mutmaßlichen Willen, also als Behandlungswunsch zu werten. Es bedürfe dann immer einer Entscheidung des Betreuers oder des Bevollmächtigten über die Zulässigkeit des ärztlichen Eingriffs."[34]

c. Zur Geltungsdauer von Patientenverfügungen

Während in Österreich die Unterscheidung zwischen beachtlichen und verbindlicher[35] Patientenverfügung auch in Bezug auf die Beschränkung der Geltungsdauer wesentlich ist, besteht in Deutschland keine Aktualisierungspflicht: „Eine verbindliche Patientenverfügung gilt für den Zeitraum von 5 Jahren. Dh, damit die Verbindlichkeit aufrecht bleibt, muss vor Ablauf von 5 Jahren (unter Einhaltung aller Formerfordernisse) die Patientenverfügung erneuert werden."[36] Was passiert nun aber, wenn der Patient innerhalb von fünf Jahren seine Einwilligungsfähigkeit verloren hat? In diesem Fall „bleibt die Verbindlichkeit trotz Ablauf

---

[31] Vgl. Kletecka-Pulker, in:Körtner, Kopetzki und Kletecka-Pulker, S. 88.
[32] Albrecht, S. 35.
[33] Albrecht, S. 35.
[34] Albrecht, S. 35-36.
[35] Vgl. Körtner, S. 101- 102. („Während es in Deutschland einige höchstrichterliche Entscheidungen gibt, es in Österreich eine gesetzliche Regelung zu Patientenverfügungen." May in: Körtner, Kopetzki und Kletecka-Pulker, S. 1.)
[36] Ebd., S. 102.

der 5-Jahresfrist erhalten. (...) Wenn allerdings (bei Vorliegen der Einsichts- und Urteilsfähigkeit) keine fristgerechte Erneuerung (innerhalb der 5 Jahre) erfolgt, wird aus einer verbindlichen Patientenverfügung eine beachtliche Patientenverfügung."[37] Im österreichischen Gesetz ist auch die Rede davon, dass eine Patientenverfügung umso verbindlicher wird, je öfter sie erneuert wird; und umso beachtlicherer wird, je besser man bei der Errichtung der Patientenverfügung informiert ist[38], da diese dadurch auch konkreter werden und weniger Interpretationsspielraum zu lassen würde; (dass diese Komparative Grauzonen schaffen und diese Grauzonen durchaus beabsichtigt sein können, sei nur angemerkt.)

In Deutschland dagegen gibt es kein Unwirksamwerden einer Verfügung aufgrund der Geltungsdauer: „Um die Wirksamkeit einer Patientenverfügung aufrecht zu erhalten, bedarf es weiterhin nicht der regelmäßigen Bestätigung des einmal schriftlich (§1901a Abs. 1 BGB) oder in sonstiger Weise (§1901a Abs. 2 BGB) dargelegten Willens. Weder verliert die Patientenverfügung somit ihre Bedeutung, weil der Patient nicht mehr einwilligungsfähig ist, noch durch schlichten Zeitablauf."[39] Das heißt, dass es in der Verantwortung des Patienten liegt, „seinen einmal verfügten Behandlungswillen im Auge zu behalten und bei sich ändernden Umständen oder gewandelten Auffassungen über Krankheit und Tod rechtzeitig zu erkennen, dass die Verfugung ebenfalls modifiziert werden muss. Der Gesetzgeber nimmt hier zurecht den mündigen Bürger ernst, dem nicht ohne weiters unterstellt werden kann, dass er seine früheren Anordnungen vergisst und der deshalb des besonderen Schutzes durch eine generelle Verfallsfrist bedarf."[40]

Würde die Patientenverfügung ihre Gültigkeit verlieren, wenn der Patient nicht mehr einwilligungsfähig ist, wäre die Patientenverfügung mehr oder weniger sinnlos, weil dieser ohnehin jederzeit noch einer Behandlung zustimmen oder diese verweigern kann. (Darauf habe ich im ersten Punkt bereits hingewiesen und diese Einschränkung wird auch kaum noch

---

[37] Ebd., S. 102.
[38] In Punkt 2.3 werde ich in Zusammenhang mit der unterschiedlichen Regelung der Beratungspflicht in Deutschland und Österreich nochmals darauf zu sprechen kommen.
[39] Vgl. Albrecht, S. 32. Die Einschränkung der Patientenverfügung durch Zeitablauf „wurde in der Literatur und Rechtsprechung in vielfach variierter Form vertreten. So soll ein älteres amerikanisches Gesetz der Patientenverfügung eine Verfallsdauer von fünf Jahren zugemessen haben(...), während manche Autoren bereits nach sechs Monaten die Ernsthaftigkeit des niedergelegten Willens anzweifeln(...); andere wollen spätestens nach 10 Jahren eine Bestätigung des Willen des Patienten verlangen. Diese völlig unübersichtliche Beurteilung einer zentralen Frage hat sich schon der BGH in der Lübecker Entscheidung entgegen gestellt und judiziert, dass eine frühere Willensbekundung, mit welcher der Patient seine Einwilligung in Maßnahmen der in Frage stehenden Art für eine bestimmten Situation erklärt oder verweigert hat, fortwirkt, falls der Patient sie nicht widerrufen hat." Ebd., S. 32.
[40] Albrecht, S. 33

vertreten.[41]) Eine Patientenverfügung verliert ihre Wirksamkeit allerdings dann, wenn gravierende medizinische Fortschritte erzielt wurden, welche die konkrete Situation des Patienten betreffen und ändern könnten. In Österreich verliert sie sowie so alle fünf Jahre die verbindliche Wirksamkeit. Allerdings führen Formfehler angeblich nicht zur „Nichtigkeit der Erklärung. Ja, sogar die mündliche Patientenverfügung fällt nicht a priori aus dem Einzugsbereich des PatVG heraus (arg §2 PatVG). Sie unterscheidet sich von der ‚verbindlichen' Patientenverfügung ‚nur (durch) die Art und Weise, wie der Verfügungsinhalt nachgewiesen wird.'". So verliert eine Verfügung (egal ob sie noch verbindlich oder nur beachtlich und daher nicht nichtig) nur dann ihre Wirksamkeit völlig, wenn der Patient selber diese widerruft, wenn es zu wesentlichen Fortschritten in der Medizin kommt, wenn Zweifel an Freiwilligkeit oder Willensmängel vorliegen oder der Inhalt schlichtweg unzulässig, weil strafrechtlich verboten ist (weil er z.B. den Wunsch nach aktiver Sterbehilfe enthält).[42]

d. Reichenweitenbegrenzung

Unterschiede zwischen österreichischer und deutscher Gesetzeslösung sind auch in Bezug auf die Frage der Reichweitenbegrenzung anzuführen. Die Lösung dieser Frage war viel diskutiert und in Deutschland mit ein Grund, warum die Verabschiedung des Gesetzes so lange gedauert hat. In Deutschland wird die Reichenweitenbegrenzung „in § 1901a Abs. 3 BGB nunmehr ausdrücklich aufgegeben. Der künftige Patient soll vielmehr genauso wie der in der aktuellen Situation entscheidungsfähige Patient ohne Rücksicht auf Art und den Verlauf seiner Erkrankung selbst darüber befinden können, ob und ggf. welche ärztlichen Maßnahmen an ihm vorgenommen werden dürfen, wenn er nicht mehr einwilligungsfähig ist. Es sei Ausfluss seines verfassungsrechtlich verbürgten Selbstbestimmungsrechts, eine solche Entscheidung auch im Voraus für den Fall der Entscheidungsunfähigkeit treffen und von seinem Vertreter die Durchsetzung des Willens erwarten zu können."[43]

Fallbeispiele können das Problem der Reichenweitenbegrenzung vielleicht am besten verdeutlichen[44].

* Angenommen, ein Mann wünscht sich „nach Ablauf von zehn Tagen in einem komatösen Zustand die Einstellung aller lebenserhaltenden Maßnahmen. [...] Falls der Zustand reversibel

---

[41] Vgl. Albrecht, S. 82. Albrecht zitiert in Fußnote 70: „Nachweise hierzu bei Renner in Müller/Renner, Betreuungsrecht und Vorsorgeverfügungen in der Praxis, 2. Auflage 2008, Rz. 345.
[42] Vgl. Kletecka-Pulker, in: Körtner, Kopetzki und Kletecka-Pulker, S. 90-93.
[43] Albrecht, S. 36.
[44] Vgl., Albrecht, S. 39.

ist, dürfte der Patientenverfügung bei Bestehen einer Reichweitenbegrenzung nicht Folge geleistet werden."[45]

* Angenommen, ein alter Mann, schwer dement, liegt scheinbar beschwerdefrei im Koma, in einem Zustand, der noch auf kein Ende schließen lässt. Was wäre in diesem Fall zu tun, wenn eine Reichweitenbegrenzung gesetzlich vorgeschrieben ist und die Krankheit „zwar irreversibel, der Verlauf aber chronisch und der Tod nicht absehbar"[46]?

* Angenommen, eine alte Frau, die noch keine gesundheitlichen Beschwerden hat, fürchtet sich vor einem Herzinfarkt und schreibt in ihrer Patientenverfügung, „dass eine Wiederbelebung bei Herzinfarkt oder Schlaganfall zu unterbleiben hat."[47] Was tun in einem solchen Fall? Die Verfügung Ernst nehmen und nicht reanimieren, obwohl sie gute Chancen hätte, danach noch zwanzig Jahre ohne wesentliche Einschränkungen weiter leben zu können?

* Angenommen, eine Extrem-Sportlerin ist nach einem Sturz hoch querschnittsgelähmt, findet ihre Situation nicht länger erträglich und verfügt, dass „jegliche kurative Therapie zu unterbleiben hat, wenn sich eine Begleiterkrankung, wie Lungen- oder Harnwegsentzündungen einstellen sollte." In diesem Fall einer Begleiterkrankung wäre keinesfalls von einem irreversiblen tödlichen Verlauf zu sprechen, da diese meist wieder geheilt werden können. Daher wäre zu fragen, ob diese Verfügung Gültigkeit haben würde oder nicht.

In Deutschland beabsichtigte ein erster Entwurf[48], „den Wunsch nach einem Abbruch lebenserhaltender medizinischer Maßnahmen nur dann für verbindlich [zu] akzeptieren, wenn er in einer notariell beurkundeten Patientenverfügung mit dokumentierter ärztlicher Beratung niedergelegt ist, und in Fällen mit aussichtsloser (infauster) Prognose. In Fällen, in denen keine unheilbare, tödlich verlaufende Krankheit vorliegt, es also um ‚Lebensbeendigung bei Lebenden geht', wiege die Schutzpflicht des Staates für das Leben schwerer als dort, wo es um das Sterbenlassen von Sterbenden geht. Nach Ansicht dieses Entwurfes ist ohne infauste Prognose darum für einen Behandlungsabbruch immer die Genehmigung des Betreuungsgerichts erforderlich."[49]

Die jetzt in Deutschland geltende Regelung, dass es keine Reichweitenbegrenzung geben soll, „hat somit den Schwerpunkt des staatlichen Lebensschutzes von dem Erfordernis des objektiven Vorliegens einer bestimmten Krankheitssituation verschoben zu der subjektiven Kontrolle des präventiv geäußerten Willens des Patienten durch den Vertreter in der aktuellen

---

[45] Albrecht., S. 39.
[46] Ebd., S. 39.
[47] Ebd., S. 39.
[48] Es handelt sich um den Bosbach-Entwurf. Vgl., Albrecht, S. 12 und 39.
[49] Ebd., S. 39.

Situation."[50] Das heißt, Ärzte, Pfleger oder Vertreter, die an einem Behandlungsabbruch beteiligt sind, sind künftig besser strafrechtlich geschützt, da keine objektive Grenze der Wirksamkeit einer Patientenverfügung vom Gesetzgeber gesetzt wurde. „Der heutige § 1901a BGB vertraut vielmehr anstelle eines überindividuellen Lebensschutzes darauf, dass einerseits der mündige Bürger eine Patientenverfügung oder einen Behandlungswunsch nur mit dem Inhalt erklärt, den er auch tatsächlich für sich verantworten kann, und dass er sich den Rat schon einholen wird, dessen er für eine verantwortungsbewusste Entscheidung über die Art seines Lebensendes bedarf. Andererseits stärkt diese Vorschrift die Bedeutung des Vertreters, der in größerem Umfang als nach der BGH-Rechtssprechung zur Interpretation des Willens des Verfassers der Verfügung aufgerufen ist."[51]

Das heißt natürlich nicht, dass jeder Arzt eine Behandlung unterlassen muss, wenn dies in einer Patientenverfügung vorgesehen ist; so kann ein Arzt die Beendigung lebenserhaltender Eingriffe ablehnen, wenn er das mit seinem Gewissen nicht vereinbaren kann. In diesem Fall muss allerdings zeitgerecht eine anderweitige medizinische Versorgung sichergestellt werden.[52] Es heißt auch nicht, dass es nicht dennoch auch in Deutschland möglich ist, in einer Patientenverfügung eine Reichweitenbegrenzung zu bestimmen und viele Menschen werden diese Möglichkeit nutzen, das heißt, den Abbruch lebensverlängernder Maßnahmen erst dann fordern und zulassen, wenn eine konkrete medizinisch aussichtslose Lage eingetreten ist.

Auch in Österreich wären Verfügungen dieser Art möglich, da es eine Reichweitenbegrenzung wie in den ersten (amerikanischen) Gesetzesentwürfen[53] nicht (mehr) gibt. Patientenverfügungen sind demnach nicht nur dann zu berücksichtigen sind, wenn ihr Inhalt eine irreversible und tödlich verlaufende Krankheit betrifft. Inhalte, die jedoch strafrechtlich nicht erlaubt sind, können nicht aufgenommen und berücksichtigt werden (z.B. Berücksichtigung und Vollstrecken des Wunsches nach aktiver und direkter Sterbehilfe). Gäbe es eine gesetzlich festgeschriebene Reichweitenbegrenzung, müsste man sich nicht nur fragen, ob nicht das Strafrecht damit über der Verfassung stünde, in der die Selbstbestimmung festgeschrieben ist, sondern auch einwenden, dass „eine derartige Reichweitenbegrenzung im Widerspruch zu §101 des österreichischen Strafgesetzbuches stünde, wonach jeder medizinische Eingriff gegen den erklärten Willen des Patienten eine unerlaubte Heilbehandlung ist."[54] Dazu kommt noch, dass eine Reichweitenbegrenzung relativ praxisfern

---

[50] Ebd., S. 39.
[51] Ebd., S. 39.
[52] May, in: Körtner, Kopetzki und Kletecka-Pulker, S. 16-17.
[53] Vgl. Bernat, S. 47-83, vor allem S. 51: „Die ‚living will' Gesetze der ersten Generation beschränkten die sachliche Reichweite von Patientenverfügungen teilweise recht deutlich."
[54] Körtner, in: Körtner, Kopetzki und Kletecka-Pulker, S. 30.

wäre, da im konkreten Fall ein Patient nicht selten mehrere gleichzeitig Leiden hat, „die in Summe gegen eine weitere Therapie und lebensverlängernde Maßnahmen sprechen, ohne dass die Einzeldiagnosen unausweichlich zum Tod führen müssen."[55] Insofern ist es zu begrüßen, dass bei der gesetzlichen Regelung auf eine Reichweitenbegrenzung verzichtet wurde, da diese „letztlich nur neue Rechtskonflikte darüber [provoziert hätte], was im Einzelfall unter Todesnähe zu verstehen ist."[56]

Deutsche und österreichische Regelung unterscheiden sich also in Bezug auf Formvorschriften, Beratungspflicht und Geltungsdauer, nicht aber in Bezug auf eine Reichweitenbegrenzung, da diese weder in Deutschland noch in Österreich für Patientenverfügungen gesetzt wurde.

Unterschiedliche Entwürfe zur Reichweitenbegrenzung wären in Bezug auf katholische und evangelische Stellungnahmen interessant zu diskutieren. So gibt es keine vom Staat vorgeschriebene Begrenzung der Reichweite, wohl aber setzen sich manche Menschen aufgrund einer religiösen Entscheidung selber eine Grenze.[57]

---

[55] Ebd., S. 30.
[56] Ebd., S. 30.
[57] Vgl. Körtner, in Körtner, Kopetzki und Kletecka-Pulker, S. 20-34! Die EKD haben sich in „Sterben hat seine Zeit" z.B. zu vier ethischen Regeln durchgerungen, welche sowohl das Gebot der Fürsorge als auch das Gebot des Respekts vor der Selbstbestimmung integriert haben wollen:
„ a. Wenn es nach medizinischer Einschätzung therapeutische Möglichkeiten gibt, die dem Patienten neue Lebensperspektiven eröffnen, dann kann sein vorgreifend geäußerter oder in einer Verfügung hinterlegter Sterbewunsch nicht maßgebend sein, und es ist alles daran zu tun, um sein Leben zu erhalten.
b. Wenn aufgrund von vorhandenen medizinischen Möglichkeiten gute Aussichten bestehen, dass der Patient das Bewusstsein und die Urteilsfähigkeit wieder erlangen und dann selbst Entscheidungen treffen kann, die sein Leben oder Sterben betreffen, dann sollten diese medizinischen Möglichkeiten ausgeschöpft werden.
c. Patientenverfügungen, die mit Blick auf Krankheitszustände formuliert sind, bei denen der Patient zwar urteilsfähig ist, aber Wünsche, Bedürfnisse und einen Lebenswillen haben und – wenn auch nur mit Einschränkungen – am sozialen Leben teilnehmen kann, können nur unter Einschränkung für den Arzt handlungsleitend sein.
d. In Fällen, in denen der Patient ohne Bewusstsein ist und mit an Sicherheit grenzender Wahrscheinlichkeit trotz Ausschöpfung aller medizinischen Möglichkeiten das Bewusstsein niemals wiedererlangen wird, ist gemäß dem voraus verfügten Willen des Patienten zu handeln, was auch heißen kann, dass man auf therapeutische Interventionen verzichtet und ihn sterben lässt." (Sterben hat seine Zeit (sFN 15, S. 8, zitiert nach Körtner: in Körtner, Kopetzki und Kletecka-Pulker, S. 26.)
Religiöse Menschen, die ihre Entscheidung am Lebensende lediglich damit begründen, dass sie es der Hand Gottes überlassen wollen, wann für sie oder ihre Angehörigen der Zeitpunkt des Todes gekommen ist, sind insofern in der Zwickmühle, als sie mit diesem Argument sowohl das Zulassen des Sterbens (das heißt, das Verhindern einer künstlichen Verlängerung des Sterbeprozesses) befürworten, als auch das Nicht-Zulassen des Todes (das heißt, den Einsatz von Maschinen zwecks lebenserhaltende Maßnahmen) befürworten können.

15

4. Offene Fragen zur Patientenverfügung

Fragen, die bis jetzt nicht ausreichend beantwortet werden konnten, betreffen vor allem das Sozialrecht[58], das Strafrecht, Rechtsnatur und Rechtsfolgen bei einem Verstoß gegen ein vorgeschriebenes Verfahren[59]. Kann es nun, wenn Ärzte tatsächlich alle lebenserhaltenden Maßnahmen einstellen, weil der Patienten darüber im Voraus verfügt hatte, dennoch zu einer Verurteilung und einer Strafe kommen und würde das nicht dazu führen, dass Patientenverfügungen häufig gar nicht berücksichtigt würden?

Außerdem sind es technische Frage, die in Zukunft noch geklärt werden müssen: "Bessere technische Lösungen, wie etwa die Speicherung auf der e-card oder die Hinterlegung in einem Register (...) müssen erst noch geprüft und diskutiert werden."[60]

Es würde zu weit führen, wenn ich mich an dieser Stelle auf die theologische Debatte einließe, es wäre aber spannend und lohnend, die unterschiedliche Dokumente der evangelischen und katholischen Kirche gerade bezüglich Reichweitenbegrenzung zu lesen und zu vergleichen. Christliche Menschen können zu diesen Fragen Texte der EKD, des ÖRKÖ oder der deutsche und österreichische Bischofskonferenz oder die Enzyklika Humanae Vitae heranziehen (worin z.B. betont wird, dass es sowohl darum gehen muss, dass kein Übereifer bei therapeutischen Maßnahmen gesetzt wird, dass aber auch ein entsprechender Schutz vor Missbrauch von Patientenverfügungen gewährleistet bleibt.)
Es wäre eine stark verkürzte und daher falsche Aussage, würde man behaupten, katholische oder evangelische Institutionen würden jeden Eingriff in den Prozess des Sterbens ablehnen mit dem Argument, Lebensschutz um jeden Preis oder kein Eingriff, weil das Leben in der Hand Gottes. Es stimmt, dass sich die RKK gegen passive und aktive und indirekte Sterbehilfe ausspricht, das heißt aber nicht, dass sie sich nicht aktiv für Sterbebegleitung einsetzt und es auch christlich orientiere Personen und Vereine sind, welche sich im Hospizwesen, der Palliativbetreuung und Sterbebegleitung engagieren. (Dazu wäre anzumerken, dass diese Unterscheidung zwischen aktiver, passiver und indirekter Sterbehilfe mittlewile von manchen Fachleuten als überholt angesehen wird.) Außerdem unterstützen evangelische und katholische Kirche das Anliegen, „die Autonomie von Patienten zu stärken, insbesondere das Selbstbestimmungsrecht von Todkranken und Sterbenden." (Körtner, in: Körtner, Kopetzki und Kletecka-Pulker, S. 20. Vgl. auch: Deutsche Bischofskonferenz/Rat der Evangelischen Kirche in Deutschland (Hg.) Christliche Patientenverfügung. Mit Vorsorgevollmacht und Betreuungsverfügung. Gemeinsame Texte. Hannover/Bonn 2003.)
Patientenverfügungen sind insofern eine Herausforderung für konfessionelle Krankenhäuser, „als der individuelle Patientenwille und die ihm zugrunde liegende Werthaltung und religiösen oder weltanschaulichen Überzeugungen mit denjenigen der Einrichtung nicht übereinstimmen müssen."(Körtner, in: Körtner, Kopetzki und Kletecka-Pulker, S. 21) Katholische und evangelische Kirche müssen sich daher fragen, wie weit sie bereit sind, Überzeugungen zu akzeptieren, zu tolerieren oder gar zu unterstützen, die mit ihren christlich Werthaltungen und Glaubensentscheidungen nicht übereinstimmen oder diesen widersprechen: „Genauer gesagt geht es darum, wie weit sich der Respekt vor anders gelagerten moralischen Überzeugungen aus dem christlichen Glauben und einem christlichen Freiheitsverständnis heraus begründen lässt." (Ebd.)
[58] Vgl. dazu Wolfgang Mazal, in: Körtner, Kopetzki und Kletecka-Pulker, S. 156-163.
[59] Vgl. Albrecht, S. 105-109; Barth, in: Körtner, S. 108-126; Neumayr, in: Körtner, Kopetzki und Kletecka-Pulker, S. 172-184.
[60] Bachinger, in: Körtner, Kopetzki und Kletecka-Pulker, S.105.

5. Zusammenfassung

Um auf die in der Einleitung gestellte Frage zurück zu kommen, warum sich in den letzten Jahren die Selbstbestimmung stärker als die Arztexpertise an Bedeutung zugenommen hat, sei auf die Pluralisierung unserer Gesellschaft als ein Phänomen unserer Zeit hingewiesen. Wenn ich davon ausgehen kann, dass der Arzt eine ähnliche ethische Überzeugung vertritt wie ich als Patient, werde ich eine Patientenverfügung nicht unbedingt als notwendig erachten, da der Wille des Arztes mit meinem Willen übereinstimmen wird, der Arzt aber zusätzlich Fachwissen haben wird, das mir fehlt. Also werde ich mich auf die Bestimmungen des Arztes verlassen. Wenn ich aber von vornherein davon ausgehe, dass der Arzt ein anderes ethisches Verständnis als ich haben wird, werde ich in seinem Fachwissen natürlich keinen Grund sehen, meinen Willen dem seinen anzuvertrauen. Wenn dann auch noch keine Kommunikation möglich ist, werde ich eher einer Patientenverfügung und damit einem Vertreter meinen Willen anvertrauen und nicht dem Arzt. Die Verschiebung in der Rechtslage ist daher m.E. durchaus auch als eine Konsequenz der Pluralisierung in unserer Gesellschaft zu sehen, aber auch als eine der Anonymisierung des Sterbens in Krankenhäusern. Damit ist keine Kritik gegen Krankenhäuser und Ärzte ausgesprochen, sondern letztlich nur die Tatsache, dass früher eher der Hausarzt den Tod festgestellt hat und nicht ein dem Patienten unbekanntes Ärzteteam. Nicht zuletzt ist es aber m.E. in erster Linie der medizinische Fortschritt, den wir natürlich begrüßen, der aber eben auch zu einer Hyper-Medikalisierung des Sterbeprozesses beigetragen und Patientenverfügungen zunehmend sinnvoll und notwendiger gemacht hat.

Nach meiner Auseinandersetzung mit den unterschiedlichen Gesetzesentwürfen zur Patientenverfügung und dem Vergleich zwischen Deutschland und Österreich würde ich mich dem Kommentar von Erwin Bernat anschließen: „Der Regelungsgegenstand Patientenverfügung wurde in Österreich ebenso überreguliert wie in den einzelnen Staaten der USA."[61] Das ist aber insofern weniger problematisch, „weil die meisten dieser Regeln nicht kategorisch, sondern bloß hypothetischen Charakter haben."[62]

Das Ringen um sinnvolle gesetzliche Regelungen bleibt uns nicht erspart. Trotzdem können Patientenverfügungen nur Entscheidungshilfen sein, keine wird uns je die eigene Entscheidung und Verantwortung als Arzt, Angehöriger, Pfleger oder Vertreter, usw. abnehmen; und selbst wenn ich mir als Patientin eine Ärztin wünsche, die meinen Willen

---

[61] Bernat: In: Körtner, Kopetzki und Kletecka-Pulker, S. 72.
[62] Ebd., S. 73.

respektiert, kann ich mir unmöglich eine Ärztin wünschen, die gegen ihr Gewissen meinen Willen respektiert und gleich einer Henkerin mit blindem Gehorsam einem Gesetz gehorcht: „Der Arzt und das Behandlungsteam sind nicht bloße Vollstrecker des Willens des Patienten, sondern selbst mit dafür verantwortlich, dass der Patient seine Entscheidungen ohne äußeren Druck und ohne Irrtum trifft, hierbei sein recht verstandenes Wohl nicht außer Acht lässt und die gewählte Behandlung oder Nichtbehandlung in einer seinen Interessen gerecht werdenden Weise ausgeführt wird."[63]

Abschließend möchte ich den Gedanken einer deutschen Juristin aufgreifen, welcher auch von Ulrich Körtner in seinem Text zitiert wird: „'Patientenautonomie' ist die goldene Seite einer Medaille, deren Nachtseite die schiere Angst ist, dass niemand ‚seines Bruders Hüter sein will."[64]

Es braucht Gesetze, diese ersetzen aber nicht die notwendige Verantwortungskompetenz ggf. fähig zu sein, gegen diese zu verstoßen und schuldig zu werden, wenn es das eigene Gewissen das Gesetz in einem konkreten Fall nicht mittragen kann. Noch im Verstoß gegen das Gesetz werde ich dem Gesetz (vielleicht grundsätzlich) zugestimmt habe, das ändert aber nichts daran, dass es in meiner Verantwortung lag, schuldig zu werden; und im Grunde vielleicht überhaupt erst hier von Verantwortung die Rede sein kann. Oder nochmals weniger radikal formuliert: Auch wenn es ein Gesetz gibt, das (wenn gut durchdacht und gut formuliert) als Entscheidungshilfe dienen kann, muss es interpretiert und verantwortungsvoll angewendet werden. Gesetze werden uns Entscheidung und Verantwortung nicht abnehmen.

---

[63] Kutzer, Der Bericht der Arbeitsgruppe „Patientenautonomie am Lebensende" des Bundesjustizministeriums vom 10. 6. 2004, in A.T. May/R. Charbonnier (Hg.), Sterbehilfe zwischen Selbstbestimmung und Fürsorge (2005), S. 62, zitiert von May, in: Körtner, Kopetzki und Kletecka-Pulker, S. 10-11.
[64] Margot v. Renesse in Körtner, Kopetzki und Kletecka-Pulker, S. 33. (Vgl. Renesse, M.v.: Die Patientenverfügung – „Autonomie bis zuletzt?", ZEE 49 (2005), S. 144f.

6. Literaturangaben

Albrecht, Andreas und Elisabeth Albrecht: Die Patientenverfügung. Bielefeld 2009.

Körtner, Ulrich, Christian Kopetzki und Maria Kletecka-Pulker (Hg.): Das österreichische Patientenverfügungsgesetz. Ethische und rechtliche Aspekte. Wien, New York 2007.

Meran, Johannes G. u.a. (Hg.): Möglichkeiten einer standardisierten Patientenverfügung. Gutachten im Auftrag des Bundesministeriums der Gesundheit. Münster 2002. (Ethik in der Praxis/Practical Ethics. Materialien/Documentation, Band 6)

Deutsche Bischofskonferenz/Rat der Evangelischen Kirche in Deutschland (Hg.) Christliche Patientenverfügung. Mit Vorsorgevollmacht und Betreuungsverfügung. Gemeinsame Texte. Hannover/Bonn 2003.

Kirchenamt der EDK (Hg.): Sterben hat seine Zeit. Überlegungen zum Umgang mit Patientenverfügungen aus evangelischer Sicht. Ein Beitrag der Kammer für Öffentliche Verantwortung der EKD (EKD-Texte 80), Hannover 2005.

Weiterführende hospitierte, aber nicht zitierte Internetquellen

Gerhardt, V. in Nationaler Ethikrat, Veranstaltung am 24. 11. 2004 in Münster zu „Selbstbestimmung am Lebensende" (2004), auf:

http://www.ethikrat.org/dateien/pdf/Wortprotokoll_Muenster_2004-11-24.pdf/ (Juni 2011)

Erklärung des Ökumenischen Rates der Kirchen in Österreich zum menschenwürdigen Sterben vom 14.1 2000,

auf: http://www.kirchen.at/dokumente/mwuerdsterben.htm (Juni 2011)

Die österreichischen Bischöfe, Leben in Fülle. Leitlinien für katholische Einrichtungen im Dienst der Gesundheitsfürsorge (Schriftreihe „Die österreichischen Bischöfe", Nr. 6) Wien (2006), auf:
http://www.bischofskonferenz.at/article_detail.siteswift?so=all&do=all&c=download.... (Juni 2011)

http://palliativmedizin.klinikum.uni-muenchen.de/docs/EmpfehlungenLangfassung.pdf (Juni 2011)